EXPOSITION D'HYGIÈNE DE L'ENFANCE. PARIS 1887.

GRAND-DUCHÉ DE FINLANDE.

VILLE DE HELSINGFORS.

QUELQUES NOTICES SUR L'HYGIÈNE DE L'ENFANCE A HELSINGFORS.

PAR LE

Dr GEORG ASP.

PROFESSEUR D'ANATOMIE A L'UNIVERSITÉ D'HELSINGFORS,
VICE-PRÉSIDENT DU CONSEIL MUNICIPAL.

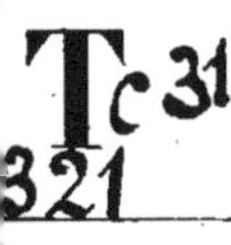

EXPOSITION D'HYGIÈNE DE L'ENFANCE. PARIS 1887.

GRAND-DUCHÉ DE FINLANDE.

VILLE DE HELSINGFORS.

QUELQUES NOTICES SUR L'HYGIÈNE DE L'ENFANCE A HELSINGFORS.

PAR LE

Dr GEORG ASP.

PROFESSEUR D'ANATOMIE A L'UNIVERSITÉ D'HELSINGFORS,
VICE-PRÉSIDENT DU CONSEIL MUNICIPAL.

HELSINGFORS,

J. C. FRENCKELL & SON, 1887.

Table des matières.

Helsingfors.

La capitale du Grand-duché de Finlande est située au bord du golfe de Finlande, sur un cap qui autrefois portait le nom de « Estnäs udden », sous une latitude de 60° 10′ et 42° 41′ 45″ à l'est du méridien de l'île de Fer. Helsingfors, comme capitale, n'est pas vieille, quoique la ville compte des quartiers d'assez ancienne date; elle peut tirer son origine de l'an 1550, lorsque le roi Gustave I de Suède, sous le sceptre duquel le pays était alors, publia son : « Règlement de navigation et de commerce pour le Grand-duché de Finlande », lequel ordonna, entre autres, qu'une ville serait fondée à Sandhamn, île située 6—7 kilomètres au sud-est de la ville actuelle, et que des bourgeois, habitant d'autres petites villes, devraient s'y établir. Ceux-ci obéirent en partie à cet ordre, mais ils s'établirent sur le continent autour de l'embouchure d'une petite rivière, « Wanda », où une ville peu à peu s'élèva, qui recut des privilèges de ville du roi Jean III le 3 Août 1569. Bientôt on apercut que cette place n'y était pas favorable; c'est pourquoi un changement de lieu fut pris en considération. En 1639 la régence tutélaire sous la minorité de la reine Christine donna un ordre du 2 Octobre qui décréta le déplacement; celui-ci fut exécuté en 1642 et l'année suivante. La première place ne fut pourtant pas tout à fait vidée; aujourd'hui même il y a encore quelques maisons dispersées des deux côtés de la rivière, et la place a retenu le nom de « Gammelstaden ». (Ville ancienne).

Sur la nouvelle place la ville d'Helsingfors se développa peu à peu, mais elle eut à subir beaucoup d'adversités de la part de l'incendie et de l'ennemi, ce qui retarda la prospérité de la ville. Dès l'année 1657, 15 ans après le déplacement, la jeune ville fut atteinte d'un incendie qui en reduisit en cendres la plus grande partie, et à la fin du même siècle, elle souffrait beaucoup de la terrible famine qui dévasta tout le pays durant les années 1695—1697. Au commencement du siècle suivant la ville fut exposée à des souffrances encore plus terribles : premièrement à la peste l'an 1710, qui emporta 1185 personnes de la population, comptant alors 1,800; puis encore à un incendie 1712, et enfin, le pire, cette même année et la suivante — à l'attaque de l'ancien ennemi juré. Le czar Pierre le Grand vint avec une armée d'une force supérieure, comptant 17,000 hommes et 280 vaisseaux. La garnison de la ville, qui comptait 800 hommes, repoussa heureusement plusieurs attaques, mais fut enfin contrainte de céder à la supériorité et de brûler la ville, pour couvrir la retraite. Depuis ce temps Helsingfors resta dans les mains des Russes jusqu'à l'an 1721. — Après un repos de 20 ans, les tonnerres de la guerre se firent entendre de nouveau; la guerre de 1741—44 éclata. Les Russes reprirent alors Helsingfors et le retinrent jusqu'à la conclusion de la paix d'Åbo, en 1743. En 1761 la ville eut à subir encore un grand incendie, qui reduisit en cendres ses meilleurs édifices. Puis vint l'an sinistre de 1808, quand les Russes, dès le commencement de l'année, occupèrent la ville de nouveau avec l'intention d'assiéger, du côté de terre, la forteresse de Sveaborg, construite 1749—52. Pendant que les Russes occupaient la ville, une grande partie en fut détruite par un incendie. Dans cette période désastreuse la ville ne se développa que très lentement; la population ne montait alors qu'à 3—4000 personnes.

Par l'issue de la guerre de 1808—9 les destinées du pays furent complètement changées, et Helsingfors alla prendre une place jusque là non pressentie dans l'histoire du pays. Le 27 Mars 1812 le manifeste impérial fut publié qui déstina la ville d'Helsingfors à être la capitale de la Finlande, où le gouvernement local du pays aurait son siège. Le déplacement des bureaux d'administration d'Åbo à Helsingfors peut être regardé comme achevé en 1821. — Après l'incendie de l'ancienne capitale le 4 et 5 Septembre 1827, la maison de l'académie étant aussi consumée par le feu, l'académie fut transféree aussi à Helsingfors et recut le nom d'Université Alexandre. Le nouvel édifice fut inauguré le 19 juin 1832. Ainsi la nouvelle capitale fut, non-seulement le foyer central de l'administration, mais aussi de l'instruction littéraire du pays. Depuis ce temps et surtout pendant les 25 dernières années, la ville s'est développée dans une progression rapide.

Le territoire de la ville comprend 1692 hectares de terre expropriée, 60 petites îles et rochers y compris, et 1337 hectares d'eaux. Environ le tiers du territoire est occupé de la ville d'aujourdhui; elle est divisée en 8 quartiers et 152 sections avec 1,400 terrains; elle a 100 rues et 11 marchés ou places ouvertes. La population consiste pour la plus grande part de Suédois, mais un grand nombre de Finnois s'est établi ici aussi. Dans la ville se trouvent aussi des Russes, entre 4—5000 personnes, des Allemands, et un petit nombre de juifs, la plupart étant des soldats congédiés, avec leurs familles, lesquels ont reçu la permission de rester dans le pays. La religion est la luthérienne, mais les habitants des confessions étrangères ont fondé des communautés religieuses. La ville compte aujourd'hui environ 50,000 habitants.

Description des Ateliers des Enfants mendiants à Helsingfors.

C'est un fait connu déjà depuis longtemps qu'une des raisons principales de la pauvreté et de la démoralisation dans nos grandes villes, est la paresse ainsi que le manque de goût pour un travail sérieux qui caractérise les enfants de notre classe ouvrière, surtout ceux qui sont élevés dans les villes. De là provient la mendicité, qui, étant un métier profitable, est exercée toujours dans de plus grandes dimensions, et cela d'autant plus qu'elle est tolérée par la société. L'assistance publique, très étendue de nos jours, a fait de grands sacrifices aux pauvres, mais elle est au fond aussi souvent irréfléchie qu'indifférente. Ce n'est pas l'aumône — secours du moment — qui soutient le pauvre dans son combat pour l'existence, mais un secours durant des années entières en forme d'éducation et d'instruction dans un travail pratique, et cela même de génération en génération. L'éducation des enfants est souvent très pénible au pauvre et cela d'autant plus que beaucoup de parents la regardent comme inutile, d'où vient que les petits grandissent sans instruction. C'est ici que la bienfaisance publique a un vaste terrain pour son activité, avant tout par la fondation d'Ateliers pour les Enfants mendiants. La société, aussi bien que l'individu, profite de cette espèce d'assistance. Prenant cela pour base, l'on en a déja établi dans plusieurs villes de la Finlande.

L'Atelier des Enfants mendiants à Helsingfors, ouvert le 2 janvier 1883, à pour but de retirer les enfants pauvres de la mendicité et de leur donner des soins, de l'occupation et une nourriture frugale, mais saine.

A l'établissement sont accueillis des garçons et des filles âgés de 5 à 14 ans. Dans les mois d'été on met au service les enfants de notre ville âgés de 12 ans et au dessus, si cela se peut. Les enfants natifs d'autres endroits sont renvoyés à la campagne.

Un enfant, une fois entré dans l'asile susdit, n'a pas le droit de le quitter avant l'heure de sortie du soir, excepté les enfants qui fréquentent quelque école et qui en ont la permission. L'intendante de l'asile est tenue de veiller à ce que les enfants aillent ponctuellement à l'école, en cas contraire elle peut, après en être convenue avec l'institutrice de l'école respective, faire, selon les circonstances, un autre arrangement.

Au plan des travaux sont en premier lieu relevés les ouvrages manuels qui contribuent à développer la réflexion de l'enfant, à exercer la propreté et l'ordre, et particulièrement les occupations qui ont rapport à la vie du peuple et à celle dans les familles, pour les besoins journaliers, comme tricotage, couture de linge, filage, métier de cordonnier et de tailleur, raccommodage d'habits, ouvrages de tille, à nettoyer et à arranger les chambres etc. Les élèves sont aussi obligés de prêter la main aux besognes du ménage de l'établissement. Le chant a été admis comme l'élément ennoblissant l'âme du pauvre enfant. Pour soutenir la force vitale et les bonnes dispositions innées, la gymnastique sera aussi à l'avenir introduite. On leur apprendra de même à tailler au couteau et à faire au tour des objets en bois.

En fait de bains, on en donne aux frais de l'établissement chaque semaine à un certain nombre d'enfants, et les plus pauvres reçoivent en cas de maladie des médicaments.

Les dépenses de l'asile se couvrent, tant qu'il est possible, par les sommes annuellement allouées par la Caisse d'épargne, la Compagnie du débit des boissons alcooliques et la Municipalité, sur les petitions qui en sont faites.

Une Direction formée de sept membres féminins a la surveillance de l'établissement et de sa caisse.

Une des dames est caissière; c'est à elle aussi de présenter aux contrôleurs, choisis ordinairement parmi les protecteurs de l'asile, un compte-rendu à la fin de l'année civile.

Le personnel d'instituteurs de l'Atelier des Enfants mendiants est engagé à appointements par la direction. L'intendante est engagée à l'an, mais les institutrices et les maîtres artisans, suivant le besoin, à un temps fixe. Le devoir de l'intendante est de veiller à ce qu'un très bon ordre règne dans l'asile. On lui donne pour cela, quant aux enfants, le pouvoir d'une mère de famille. Elle est encore tenue de faire entrer à une école les enfants qui n'y ont pas encore été, aussi doit-elle tenir un journal pour consigner chaque jour le nombre d'enfants venus et immatriculer leurs noms, âge, domicile, l'état de leurs parents etc. Elle a aussi à tenir un journal sur les dépenses, qui est vérifié chaque mois par la caissière. Les institutrices doivent être très habiles dans leurs branches d'enseignement, les maîtres artisans de même, chacun dans son métier.

L'Atelier des Enfants mendiants est ouvert de 8 h. du matin à 6 h. du soir. Le déjeuner est servi de 8—9 h. et le dîner de 2—3½ h. Les élèves plus avancés en âge prennent part à l'arrangement de chaque jour; ils montent l'eau et le bois à brûler et, à tour de rôle, aident une semaine entière aux soins du ménage.

Environ le 22 décembre l'on y arrange une fête de Noël avec chant, prière et distribution d'étrennes qui consistent en des habits confectionnés par les élèves eux-mêmes.

L'entretien d'un tel établissement serait trop cher durant toute l'année, et comme les parents pauvres trouvent en été plus facilement leur gagne-pain et par conséquent peuvent nourrir leurs enfants, l'Atelier des Enfants mendiants est fermé du 1 juin au 1 octobre.

Ce sont en résumé les principes sur lesquels l'activité de l'Atelier des Enfants mendiants est basée, et par lesquels la direction et les instituteurs aspirent à atteindre leur but. Mais l'établissement est encore d'une trop courte durée pour qu' on puisse faire ressortir des résultats bien sûrs. Il a cependant gagné d'année en année en confiance tant de la part de la société que de la part de ses élèves et de leurs parents, et le nombre des enfants qui y viennent augmente en la même proportion que la mendicité diminue.

Plus d'un garçon dont l'esprit a enfin pris goût pour le travail et une vie réglée, cherche, après la sortie de l'asile, à se placer en apprentissage ou à une imprimerie, ou comme garçon relieur, ou à devenir peintre, maçon, colporteur de journaux etc. Les filles cherchent ordinairement une place dans les familles comme bonnes, filles de commissions ou filles de service chez des dames à peu de prétentions. Un des plus grands désirs de la direction est pourtant, à mesure que le revenu le permettra, de placer ses protégés de 11 à 12 ans dans de bonnes familles de paysans à la campagne, pour prévenir les fréquentes récidives dans la vie d'autrefois, et aussi pour éviter l'influence des nombreuses tentations qui séduisent la jeunesse dans une grande ville.

Durant le temps que l'Atelier des Enfants mendiants a existé, on a fait l'observation qu'un grand nombre d'élèves placés dans le même établissement est avantageux seulement en fait d'économie, mais que leur éducation, leur discipline et leur moralité en souffrent. C'est pourquoi l'on s'était décidé à ouvrir un *second* Atelier des Enfants mendiants, mais dans une partie opposée de la ville. Tous les arrangements nécessaires faits, il fut aussi ouvert le 7 octobre 1886 sous la même direction et avec la même organisation. Selon les annotations faites journellement, l'activité des deux établissements pour l'an 1886 a été comme suit :

Atelier des Enfants mendiants rue Skarpskyttegatan N° 14.

Pendant l'hiver et l'automne de 1886 ont été immatriculés 406 enfants. Aux 168 jours ouvriers sont venus à l'établissement 103 enfants en moyenne. En ces jours furent distribuées 17,400 portions aux dîners. Aux déjeuners prenaient part chaque jour 35 enfants environ. En ce même temps furent confectionnés :

1) Objets d'habillement.

(donnés gratis aux élèves, une partie durant l'hiver, l'autre à la fête de Noël 1886).

Chemises de garçons	51	pièces	Chaussures raccommodées		
„ de filles	24	„	semestre de print.	145	paires
Caleçons	13	„	„ d'automne	97	„
Tabliers	44	„	Petits raccommodages		
Mouchoirs	36	„	de chaussures	17	„
Robes	1	„	Bottines neuves	3	„
Jupon	1	„	Pantalons (semestre de printemps)	34	„
Bas	29	paires	Pardessus ,,	9	„
Gants tricotés	51	„	Pantalons (semestre d'automne)	20	„
Mitons	45	„	Pardessus ,,	7	„

Raccommodages d'habits.

2) Ouvrages pour rétribution.

Pantoufles en tille	28	paires
Nattes „	27	pièces (quelques-unes à l'usage de l'asile)
Essuie-poussière	7	„
Tille peignée	4	quintaux 6 livres
Soie épluchée	23	livres 14 onces
Laine „	8	„
Plumes ébarbées	$2^3/_4$	„

Atelier des Enfants mendiants rue Winkelgatan N° 12.

(d'octobre 1886 à mars 1887).

Pendant six mois ont été immatriculés au nouvel établissement 110 enfants. Aux 135 jours ouvriers étaient journellement venus à l'établissement 46 enfants en moyenne. Le nombre des portions de nourriture qui furent distribuées en ces jours est de 7,899. Les travaux faits par les élèves sont :

Chemises de garcons	14	pièces
„ de filles	23	„
Bas	13	paires
Gants tricotés	18	„
Mitons	22	„
Soie épluchée	6	livres 2 onces
Duvet trié	1	livre.

A) Règlement des Ateliers des Enfants mendiants à Helsingfors.

1. L'asile est ouvert tous les jours ouvriers de 8 h. du matin à 6 h. du soir. Le samedi il ferme à 2 h. pour l'écurage des planchers.

2. Les heures des repas sont : pour le dejeuner 8—9 et pour le diner 2—3½. Le repas fait, les enfants, chacun à son tour, lavent la vaisselle. Les garçons montent l'eau et le bois à chauffer.

3. L'ordre doit être strictement observé. Lampes, fenêtres, portes, tables, chaises et planchers doivent être tenus en un état de propreté exemplaire.

4. Chaque matin avant 8 h. la poussière est ôtée des tables et des bancs. A 11 h. on balaie les salles de travail et l'escalier. Après 6 h. nettoyage général. Tous les tapis sont à épousseter.

5. Tous les samedis après 2 h. les planchers de l'établissement sont lavés minutieusement.

6. L'intendante tient la matricule et le journal. Chaque enfant reçoit son numéro qui est indiqué dans la matricule, de même que dans le journal, destiné aux notes journalières.

La Direction.

B) Règles à suivre.

1. Les enfants doivent se présenter à l'établissement débarbouillés et peignés et s'essuyer les pieds avant d'entrer.

2. Chacun doit indiquer son domicile, l'école qu'il fréquente et le nom de l'instituteur ou de l'institutrice, pour être immatriculé.

3. Les enfants doivent une obéissance stricte à tous les ordres. La désobéissance est notée sur le journal et se punit :

a) par la privation d'un repas ou la rélégation pour quelques jours,

b) par correction corporelle, — ou au pis aller

c) par exclusion de l'asile, dont les parents ou le curateur de l'enfant sont avertis par l'intendante.

4. Les enfants prennent leurs repas en restant debout, et doivent observer on bon ordre en venant et en s'en allant.

5. Les élèves doivent demander la permission d'aller boire ou de s'éloigner de la salle de travail.

6. Les élèves assistent, à tour de rôle, la servante dans toute espèce de besognes de l'établissement et obéissent à ses commendements.

La Direction.

Helsingfors le 9 juin 1887.

Fanny Palmén.

Les colonies de vacances à l'Ecole supérieure suédoise de demoiselles à Helsingfors.

Pour les écolières qui durant l'année scolaire sont obligées de mener une vie sédentaire et qui par la nature de leurs ouvrages sont retenues une grande partie de la journée dans la maison, l'emploi du temps des vacances d'été est de la plus grande importance. En Finlande, où ces vacances durent trois mois, juin, juillet et août, les habitants aisés des villes profitent ordinairement de ce temps pour le passer à la campagne. Aussitôt que les classes sont terminées, des familles entières quittent la ville et n'y retournent qu'à la fin des vacances; car, malgré toutes les mesures hygiéniques que l'on prend de nos jours dans les villes, l'air ne peut y être ni aussi pur, ni aussi rafraîchissant qu'à la campagne. Les enfants ne peuvent non plus avoir la même liberté de se mouvoir en plein air comme à la campagne, dans les bois et dans les champs. Mais tandis que les gens vivant dans l'aisance peuvent procurer à leurs enfants tous ces avantages, plus nécessaires dans notre climat qu'ailleurs, les parents pauvres n'ont pas les moyens de faire la même chose pour les leurs, et cependant un changement d'air et de séjour est d'une plus grande importance pour les enfants des pauvres, parce que leurs habitations dans la ville, par des raisons compréhensibles, sont bien moins appropriées à conserver la santé que les appartements spacieux des personnes aisées. Pour remédier, au moins en quelque manière, à cette disproportion et afin de trouver moyen de procurer à des élèves moins aisées, surtout à celles qui ont une constitution délicate ou une mauvaise santé, l'avantage de profiter de l'influence bienfaisante de la vie champêtre, les maîtres, les maîtresses et les élèves de l'Ecole supérieure suédoise de demoiselles à Helsingfors, ont travaillé en commun avec le Conseil de cette école pour fonder, peu à peu par des contributions volontaires et des collectes, des fonds qui se sont agrandis toutes les années par de nouvelles contributions. Dans ce but, des élèves (anciennes et actuelles) de cette école, ainsi que des élèves des classes pédagogiques, ont de temps en temps arrangé tantôt un concert, tantôt une loterie ou aussi quelque représentation dramatique. Grâce à la bienveillance généreuse des auditeurs et des spectateurs cette jeune entreprise a eu du succès.

Comme une preuve de l'intérêt avec lequel cette entreprise a été embrassée on peut citer que depuis l'année 1884, lorsque notre poète lyrique connu, Zacharias Topelius, alors président du Conseil de cette école, donna une première somme d'argent pour la fondation de « la première colonie de vacances », en mémoire du poète épique alors récemment décédé Elias Lönnrot, le célèbre compilateur de l'épopée nationale de la Finlande « le Kalevala », cette première donation a été suivie de deux autres. L'école possède donc maintenant trois fonds, dont les rentes sont ajoutées toutes les années au capital sans déduction.

Dès la première année une somme de 456 marcs (francs) 80 pennis fut employée à payer la pension de quatre jeunes filles à la campagne pendant deux mois, les frais de leurs voyages y compris. L'été suivant, en 1885, quatre élèves furent placées de la même manière, en 1886 un nombre de dix; et cette année cinq écolières jouissent de ce privilège. Le prix de la pension a été de 50 à 60 marcs par mois; à peu près 100 marcs ont été dépensés annuellement pour faire un petit trousseau aux élèves qui manquaient de vêtements convenables.

A l'égard du lieu de séjour, ainsi que pour les

bains et le régime de vie en général, un médécin a été consulté pour les élèves faibles et maladives et tous les remèdes prescrits leur ont été procurés.

Le choix de la pension a été fait d'après un point de vue pédagogique. Les élèves ont été placées dans de bonnes familles, chez des personnes instruites, qui, en leur donnant tous les soins nécessaires, ont pu en même temps surveiller leur conduite morale et leur développement intellectuel. La lecture des jeunes filles a été spécialement surveillée. Celle-ci s'est faite en partie en commun, sous la direction d'une personne instruite qui faisait lire les élèves à haute voix et qui en même temps surveillait leurs ouvrages à la main, pour la plupart des objets utiles à leurs toilettes. Les matériaux de ces ouvrages ont été payés de la caisse générale des colonies de vacances. Si les élèves le désiraient elles-mêmes, on leur permettait de prendre part aux légers travaux domestiques de la maison.

Toutes les années ces jeunes filles sont revenues fortifiées et rafraîchies de leur séjour d'été. Les joues pâles s'étaient coloriées de la couleur de la santé, et chez presque toutes on pouvait remarquer un accroissement de vivacité et de persévérance à leurs devoirs de l'école pendant l'automne et l'hiver suivant.

Nous donnons ci-dessous un petit aperçu de l'ordre du jour de l'été 1886, pour les élèves. Ces élèves, âgées de 12 à 15 ans, étaient alors placées au presbytère de Lojo, dans une belle contrée de notre pays, et confiées aux bons soins et à la direction spéciale de Mlle Aina Helsingius, fille aînée du pasteur de la paroisse.

Ordre du jour pour les élèves, l'été 1886.

Les élèves se levaient le matin à 7 h. et demie. Après avoir déjeuné et bu du lait frais tiré, elles faisaient une petite promenade.

De $9^1/_2$—11, lecture et ouvrages à la main, couture, tricotage, etc. Pendant une partie de la leçon elles lisaient « Récits tirés de l'histoire de la Finlande » par J. Krohn et ensuite quelque livre instructif et amusant pour la jeunesse.

A 11 heures, bain de lac. Comme le chemin du lac était assez long, cette course prenait au moins une heure.

Dans l'après-midi elles travaillaient et lisaient alternativement de 3 h. et demie jusqu'à 4 h. et demie. Le reste de l'après-midi était réservé aux promenades et aux récréations. Les promenades se faisaient tantôt à pied, tantôt en bateau. Les élèves préféraient de beaucoup ces dernières; les longues promenades à pied fatiguaient surtout les plus faibles. Elles ramaient toujours elles-mêmes et étaient heureuses et fières des progrès qu'elles faisaient dans cet art. Ces excursions avaient presque toujours un but fixé, ce qui augmentait leur plaisir et leur intérêt. De joyeuses chansons, exécutées en commun, rehaussait l'agrément de ces promenades sur l'eau.

Un plaisir qu'elles préféraient à tous les autres était de jouer quelque petite pièce de théâtre pour les enfants, par Z. Topelius. Comme deux de leurs camarades d'école demeuraient dans le voisinage, elles étaient en assez grand nombre pour pouvoir exécuter quelques-unes de ces pièces. Cet amusement ne leur était permis que sous la condition que tous les arrangements fussent simples et sans prétentions. La représentation et les répétitions avaient lieu au jardin, en plein air.

Souvenirs de mes vacances d'été.

(Traduction).

La première fois que je fus envoyée à la campagne comme « colon », pour y passer les vacances, je fus placée dans une famille qui avait une terre dans les « skären » (archipel) à l'ouest d'Helsingfors, dans les environs de Barösund, connu pour son site pittoresque. Je n'avais jamais été à la campagne, je n'avais jamais vu de forêts, je ne connaissais de bois que les petits parcs près de Helsingfors. La première chose qui me frappa à mon arrivée, c'était l'air frais et délicieux que je respirais à pleins poumons. Les beaux arbres, les fleurs, le chant des oiseaux, firent une vive impression sur moi. Je me sentais libre et gaie comme l'oiseau dans les bois. Mon plus grand plaisir était de sortir le matin de bonne heure, de monter quelque colline et de contempler la belle nature. Je ne me reconnaissais plus moi-même. Les bains de mer délicieux que je prenais tous les jours, de même que les bons repas me firent beaucoup de bien.

A la campagne on n'avait que le choix des plaisirs. Un de ceux qui étaient surtout à mon goût, c'était d'aller en bateau. Nous allions ordinairement jusqu'à une petite île où nous abordions pour nous promener, cueillir des fleurs et des baies sauvages ou pour nous amuser à différents jeux. Parfois nos courses s'étendaient jusqu'à Fagervik, une belle terre dans le voisinage, où nous admirions le parc, le jardin et la cascade.

La fenaison m'a aussi laissé un souvenir agréable. Nous nous rendîmes tous à la prairie. La cafetière et le panier avec du bon pain frais ne furent pas oubliés. Dès que nous fûmes arrivés, nous entrâmes dans le fenil où nous nous amusâmes de notre mieux. Ensuite nous prîmes du café. Quand le char à foin retournait du fenil pour y rapporter une nouvelle charge, nous nous y assîmes, et lorsqu'il faisait de grands sauts en passant les fossés et qu'on se poussait en riant, c'était un plaisir de plus. Nous ne retournâmes que tard dans la soirée.

L'été passa vite; il ne m'avait jamais paru si court. Enfin arriva le matin où il fallut quitter l'excellente famille dans laquelle j'avais eu le privilège de demeurer et les belles contrées dont j'emportais tant de souvenirs agréables! Fortifiée et ayant bon courage je revins à la ville pour recommencer mes études à l'école.

L'été suivant, en 1885, je fus envoyée au même endroit et placée dans la même famille. En y arrivant j'eus la même impression agréable que j'avais ressentie l'année précédente. Les jours passèrent vite avec leurs différentes occupations, la lecture, le travail et les promenades. Nous faisions de temps en temps de longues courses. Je me souviens particulièrement d'une excursion que nous entreprîmes pour prendre des écrevisses. Nous y allâmes en deux voitures, car l'endroit était à une distance de huit kilomètres de notre demeure. Arrivés sur la place, une partie de la compagnie se mit tout de suite à la pêche, tandis que les autres s'occupèrent à préparer le café. Quand celui-ci fut prêt, toute la société se plaça sur le gazon autour de la cafetière. Après avoir fait une bonne pêche nous retournâmes tard dans la soirée, gais et contents de notre journée.

Une autre fois nous eûmes la permission d'aller sur un bon petit cheval jusqu'à Fagervik. Nous y fîmes visite chez une vieille dame qui nous offrit d'excellentes fraises de jardin et beaucoup d'autres bonnes choses. Nous nous promenâmes dans le magnifique parc où il y a une allée tortueuse formée par de hauts arbustes et appellée « le labyrinthe ».

Nous avions aussi beaucoup de plaisirs à la maison. Il y avait d'abord un grand jardin avec une quantité de fraises, de framboises et de groseilles. Sur une grande place uni nous jouions au cricket et au volant. Un autre plaisir était d'aller regarder les veaux, les agneaux et les poules avec leurs poussins.

Dans l'été 1886 j'eus pour la troisième fois l'avantage d'être envoyée à la campagne, cette fois à Lojo. Le bon air, les beaux arbres et les fleurs y rencontrèrent mes regards comme les années précédentes. Le séjour à Lojo m'a laissé tant d'agréables souvenirs que je ne pourrais presque pas en nommer un seul à part. Je puis seulement dire que tout y était bien. Les journées passèrent rapidement, partagées entre la lecture, le travail, les bains et les promenades. Une partie en était réservée aux récréations. Nous faisions souvent des excursions tantôt à pied, tantôt en bateau. Parmi les parties à pied je me souviens particulièrement de celles que nous faisions à Hiitis, campagne dans le voisinage, où il y avait un petit lac avec beaucoup de beaux nénuphars. Nous faisions quelquefois le tour du lac dans un petit bateau. Comme nous étions toujours pourvues d'une provision de beurrées, nous nous asseyions dans quelque bel endroit ombragé, où elles étaient vite consumées avec un appétit excellent. Une fois nous allâmes à Lill-Ojamo, une jolie maison de campagne, où demeurait un des maîtres de notre école. Il y avait une bonne escarpolette et beaucoup d'autres arrangements pour s'amuser. Nous montâmes aussi plusieurs fois sur « le Lohjanselkä » (montagne à Lojo) où l'on trouvait des linnées et des mirtilles en grande quantité. Nos promenades sur le lac étaient si nombreuses que je ne pourrais les nommer toutes. Le plus souvent nous allions à une petite ferme, extrêmement bien située sur une pointe. On y avait un excellent lait caillé, le meilleur que j'aie jamais mangé. Nous chantions toujours en ramant. — On nous permettait quelquefois de jouer des pièces de théâtre dans le jardin du presbytère.

Les bons soins, les bons bains, l'excellente nourriture que nous avions, ont beaucoup contribué à fortifier ma santé. On nous avait pesé à notre arrivée à la campagne; vers la fin de l'été mon poids avait augmenté de 11 livres (5 kilos et demi).

Je crois que ce dernier été m'a été le plus utile

de tous ceux que j'ai passés à la campagne et jamais je n'oublierai ces heureux jours!

Mes meilleurs remercîments à tous ceux qui m'ont procuré tous les avantages d'un séjour à la campagne.

Olga Ottosson, (15 ans)
élève de la IIIième classe de l'Ecole supérieure de demoiselles à Helsingfors.

Séjour à la campagne en 1835 et 1886.

(Traduction).

L'été de l'année 1885 je fus envoyée avec deux camarades d'école à Marieberg, campagne dans la paroisse d'Ingå, pour y passer les vacances. La terre de Marieberg a une situation ravissante près de Barösund. La maison, bâtie dans un joli style, est entouré d'un grand jardin très bien cultivé. Nous passions presque toute la journée hors de la maison, excepté les jours de pluie, qui cet été étaient heureusement très rares. On prenait très souvent les repas sur la véranda.

Nous nous occupions pendant la journée de différentes manières. Dans la matinée, quand il faisait chaud, nous étions ordinairement assises avec nos ouvrages et nos livres dans quelque endroit ombragé, ou nous allions au jardin cueillir des fruits ou des légumes pour le dîner. A midi nous prenions un bain de mer qui nous procurait un excellent appétit pour le dîner. L'après-midi était réservé aux promenades et aux longues courses. Nous allions très souvent à Fagervik, une des plus belles terres dans les environs, ou aussi en voiture au village d'Ingå pour faire des emplettes. Ces courses étaient toujours fort agréables et nous en revenions avec un appétit excellent. Nous prospérions comme les plantes qui ont assez d'air, de lumière et de nourriture, et les couleurs de la santé revenait sur nos joues pâles. Aussi, lorsque je revins en automne à la ville, je puis dire que je me sentais plus forte que jamais. Vers la fin du semestre d'automne mes forces diminuèrent un peu, mais le printemps les ranima, et pour la seconde fois j'eus l'avantage de passer l'été à la campagne, cette fois-ci à Hyvinge. Cette contrée n'a pas une nature pittoresque, mais la maison dans laquelle je demeurais est placée dans un grand jardin très bien soigné. A l'exception d'un ruisseau où l'on a arrangé des bains de douche, l'endroit manque d'eau. Une de mes compagnes d'école était placée dans la même famille que moi. Nous nous occupions comme l'été précédent de lectures, d'ouvrages à la main et de promenades. Une station du chemin de fer se trouve à deux minutes de la maison et nous y allions régulièrement pour y porter ou en rapporter des lettres. Après un séjour de deux mois dans cette place je revins à la ville, très fortifiée. Depuis lors ma santé a été remarquablement meilleure et c'est avec une profonde reconnaissance que je me souviendrai toujours de la bonté de ceux qui m'ont procuré les avantages d'un séjour à la campagne.

Maria Lönnbäck (17 ans.)
élève de la Vième classe de l'Ecole supérieure de demoiselles à Helsingfors.

Hyvinge le 29 Juin 1887.

Elisabeth Blomqvist.
Directrice de l'Ecole supérieure suédoise de demoiselles à Helsingfors.

Etablissement médico-mécanique.

Cette institution commenca son activité sous le nom « d'Etablissement privé de Gymnastique » à Helsingfors au commencement de l'année 1868. En la constituant le but était de travailler autant que possible pour introduire la gymnastique dans l'éducation des demoiselles, dans l'école comme hors de l'école et pour intéresser le public à cette branche de la gymnastique, d'y perfectionner des institutrices, et enfin de pratiquer la gymnastique médicale, c. à d. de seconder les forces de la nature, de vaincre les maladies chroniques par une cure de mouvements ou, mieux dit, par des mouvements des muscles, mis en règles. En Suisse et en Allemagne on a pris le système généralement reconnu de Spiess pour base de la gymnastique d'école. — Le résultat de l'activité de l'établissement fut, au dessus de l'attente, très grand, la gymnastique pour les filles étant devenu très vite obligatoire dans les écoles de filles de l'état et un objet d'intérêt général. Peu à peu elle fut admise partout, de sorte qu'il n'y a plus guère d'écoles de filles où la gymnastique ne soit pas introduite. — Après ce résultat heureux les travaux de l'établissement ont principalement embrassé l'orthopédie, la gymnastique des malades et l'instruction des institutrices. Depuis l'automne 1874 la gymnastique des malades a été facilitée par l'introduction des appareils mécaniques construits par le docteur en médecine Zander à Stockholm. Après ce temps l'appareil mécanique s'est augmenté peu à peu, et le travail des mains a été diminué sans être pourtant exclu. Cet appareil consiste à présent en 54 pièces. Vu l'étendue de cet appareil mécanique, dont une partie comprend des machines dites « passives » (lesquelles on fait mouvoir au moyen d'une force motrice mécanique), il fut nécessaire d'acquérir à l'institut une maison particulière. Le fondement en fut posé au mois d'Avril 1880, et en Octobre 1881 l'établissement put y commencer son activité.

La maison est construite très soigneusement d'après les exigences de l'hygiène; comme achevée elle représente une somme de 184,187 marcs (= francs), et en y ajoutant l'appareil mécanique d'un prix de 40,900 marcs, la somme totale est de 225,087 marcs.

La maison bâtie sur une place des plus saines de la ville, sur un sol montueux, occupe une surface fondamentale de 750 mètres carrés; elle a une situation isolée avec la façade principale vers le sud-est, de sorte qu'elle dispose de l'air et de la lumière de tous côtés. Elle se compose de deux étages et d'un rez-de-chaussée. Le premier est exclusivement occupé de l'établissement orthopédo-gymnastique; le plancher en a une superficie de 600 mètres carrés, et comme la hauteur des chambres est de 5 mètres, tout l'étage contient 3000 mètres cubes. Au second il y a un logement pour le directeur et 5 chambres, où logent en pension les enfants qui exigent un traitement d'une plus longue durée et, en tous cas, une surveillance exacte. De plus, il y a ici une chambre séparée des autres, pour les malades en cas d'apparition de maladies épidémiques dans l'internat. Au rez-de-chaussée il y a, outre des chambres pour les domestiques, l'appartement de bains de l'établissement, se composant de 5 chambres où on sert des bains froids comme des bains chauds de plusieurs différentes espèces.

La maison est échauffée par un conduit d'eau chaude, selon la méthode pour chauffer les bâtiments qui fut d'abord inventée par le Français Bonnemain l'année 1777 et ensuite perfectionnée par Léon Duvois. Cette méthode, quoique pratiquée longtemps à l'étranger, n'a été employée chez nous qu'après l'année 1874 pour quelques bâtiments publics; notre établissement est le premier bâtiment privé de notre pays où cette méthode de chauffage soit employée, et même dans notre climat froid elle s'est montrée bien applicable.

L'aérage, qui, dans une institution comme la nôtre, est de la plus grande importance, est arrangé de la manière suivante : l'air frais du dehors entre par des embrasures appliquées dans les murailles extérieures de la maison et s'ouvrant au-dessus des corps calorifiques encastrés dans les murailles; par cet arrangement l'air frais qui passe par les corps calorifiques échauffés en devient ainsi échauffé. L'embouchure se trouvant à l'extrémité intérieure des tuyaux d'air peut être fermée par un chapeau, et en ouvrant celui-ci, plus ou moins, on peut régler la quantité d'air frais qui en sort. Pour enlever l'air corrompu on emploie un système spécial de tuyaux en briques lesquels s'ouvrent sur les murailles intérieures des chambres, plusieurs dans chaque chambre, courent à travers les murailles, et s'étendent sous le plancher de l'étage du rez-de-chaussée, pour s'ouvrir avec leurs différentes ouvertures dans un grand canal d'aspiration, aussi en briques, situé à l'un des coins de la maison, ayant un diamètre de 2 mètres $^1/_4$ et s'élevant verticalement à travers les trois étages de la maison, pour déboucher dans l'air au-dessus du toit. Comme ce canal d'aspiration passe à travers la cheminée du calorifère de la maison, l'air y devient aussi échauffé quand on chauffe la maison, et ainsi l'air corrompu est rapidement enlevé de toutes les chambres. Pour pouvoir échauffer l'air dans le canal d'aspiration aux époques où le chauffement de la maison n'est pas nécessaire, il y a une cheminée spéciale qu'on échauffe. — On a trouvé que cette construction répond parfaitement à sa destination et qu'elle fonctionne à merveille.

Pour faire mouvoir les appareils « passifs » qui exigent une force motrice mécanique, il y a un gazomètre de la force de deux chevaux, provenant de la célèbre fabrique de gazomètres Deutz à Cologne. Il s'est montré bien suffisant pour faire mouvoir les 19 appareils, et pendant les 6 ans qu'il a été en activité, il a réalisé tout ce qu'on en a pu désirer. Les salles de gymnastique et de bain sont éclairées au gaz.

Pour se faire une idée nette de l'effet des influences sous lesquelles les écoliers grandissent, particulièrement de leur effet sur la capacité pulmonaire, ainsi qu'en général sur la nutrition, on a fait, au commencement et à la fin de trois semestres consécutifs, des observations détaillées sur un grand nombre de jeunes filles. Pour constater la capacité pulmonaire on s'est servi du spiromètre, avec lequel nous avons mesuré le volume d'air qui, après une aspiration aussi profonde que possible, sort des poumons par une expiration aussi complète que possible. La quantité de cet air expiré dépendant de plusieurs facteurs, comme de la largeur du thorax, de la mobilité des côtes, de la grandeur des poumons, des entrailles, du péritoine, de la force des muscles respirateurs, etc., il importe que ces recherches soient faites avec beaucoup d'exactitude pour nous donner un résultat certain sur la capacité pulmonaire.

Jusqu'à présent il nous manque une méthode qui puisse nous donner un résultat absolu quant au vrai volume du thorax, duquel dépend celui des poumons y renfermés. Dans le cas en question la capacité respiratoire, qui dépend de l'activité des muscles respirateurs, *(capacité vitale)*, a le plus grand intérêt. Car notre intention a été d'observer l'effet de la gymnastique sous ces rapports. Mais malheureusement d'autres travaux ont fait que nous n'avons pu poursuivre ces recherches, qui exigent beaucoup de temps, que pendant trois semestres.

Par des observations étendues on a trouvé que la capacité pulmonaire est dépendante du sexe, de l'âge, et de la grandeur du corps, tandis que le poids du corps joue ici un rôle inférieur, et qu'elle est plus grande chez l'homme que chez la femme. Pour l'homme on a en moyenne un surcroît de 150 cm. cubes de la capacité pulmonaire pour une augmentation de 2,5 cm.

de la grandeur du corps; pour la femme un surcroît de seulement 100 cm. cubes pour la même augmentation. Jusqu'à la 35ième année elle augmente, à partir de cet âge elle diminue. Depuis la 20ième année jusqu'à la 25ième l'augmentation est la plus rapide, entre l'âge de 45 et de 50 ans la diminution est la plus considérable.

Ce sont là les données générales. Passons maintenant à l'examen du résultat de nos recherches. Elles embrassent les classes d'âge comprises entre 9 et 15 ans et ne sont faites que sur des jeunes filles. Pour pouvoir mieux juger de ces résultats, nous avons cru nécessaire de fixer certains chiffres normaux pour la capacité vitale de chaque classe d'âge, obtenus en en prenant la moyenne pour un certain nombre d'enfants d'une constitution normale et d'une bonne santé, parce que beaucoup de maladies et d'états de faiblesse influent sur la capacité vitale. Ainsi nous avons obtenu les moyennes suivantes.

Tableau A.

Moyennes de grandeur et de capacité vitale chez les jeunes filles en bonne santé.

Age.	Grandeur en cm.	Cap. vitale en cm. cub.	Cm. cub. pour 1 cm. de grandeur.
9 ans	132	1,480	11,21
10 „	133	1,514	11,38
11 „	139	1,689	12,15
12 „	146	1,866	12,78
13 „	152	2,079	13,67
14 „	155	2,283	14,70
15 „	158	2,469	15,63

En comparant ces nombres avec les résultats généraux ci-dessus cités, nous trouvons que, pour les classes d'âge sous la 13ième année, la capacité pulmonaire s'accroît seulement de 63—88 cm. cub. pour une augmentation de 2,5 cm. de la grandeur du corps, tandis que dès la 13ième année elle augmente dans une proportion plus forte qu'on n'a généralement admis pour les adultes. Nous ne pouvons pas expliquer de quoi dépend cette différence des deux résultats, à défaut des données spéciales desquelles sont tirés ces chiffres généraux. Peut-être on n'a pas choisi exclusivement des jeunes filles bien portantes.

Si l'on fait ses mesurages sans tenir compte de la santé des jeunes filles, on arrive, selon notre expérience, à des moyennes plus basses que celles qui sont indiquées par les chiffres normaux, comme le montre le tableau suivant.

Tableau B.

Moyennes de grandeur et de capacité vitale chez les jeunes filles en général.

Âge.	Grandeur en cm.	Cap. vitale en cm. cub.	Cm. cub. pour 1 cm. de grandeur.
9 ans	131	1,460	11,14
10 „	131	1,410	10,76
11 „	138	1,504	10,89
12 „	141	1,566	11,10
13 „	151	1,936	12,82
14 „	153	2,099	13,72
15 „	156	2,319	14,86

En comparant ces deux tableaux, nous voyons une différence considérable entre la capacité vitale chez les mêmes classes d'âge, à l'exception de la plus basse. Naturellement il est difficile de déterminer de quoi dépend cette exception. Peut-être pouvons-nous en chercher la cause dans le peu de temps que les élèves de cet âge sont jusque là allées à l'école. Une diminution sérieuse ressort de la comparaison entre les classes d'âge de 9 et de 10 ans. Dans les classes au dessus de 9 ans nous trouvons dans le tableau B une infériorité qui va jusqu'à 100 cm. cub. et au dessus, et elle est la plus grande chez les écolières de 12 ans, chez lesquelles elle monte à 300 cm. cub.

On obtient des résultats encore plus défavorables si on réfère la cap. vitale de chaque écolière à la valeur moyenne trouvée pour son âge, car dans les calculs du tableau B entre aussi la cap. vitale des jeunes filles d'une santé normale sur lesquelles sont basés les calculs du tableau A. — Nous trouvons alors les proportions pour cent qui suivent.

Tableau C.

Des jeunes filles de	9 ans	40 %	ont une cap. vitale inférieure d'au moins 100 cm. cub. à la cap. moyenne du même âge.
" " " "	10 "	42 %	
" " " "	11 "	58 %	
" " " "	12 "	66 %	
" " " "	13 "	58 %	
" " " "	14 "	50 %	
" " " "	15 "	30 %	

Ce tableau montre que la proportion des écolières d'une cap. vitale inférieure va en augmentant pour chaque classe d'âge jusqu'aux écolières de 12 ans, chez lesquelles elle atteint son maximum avec 66 %, pour diminuer ensuite jusqu'à la 15ième année. Pour toute sûreté ces calculs ne comprennent pas les écolières dont la cap. vitale est inférieure à la moyenne de moins de 100 cm. cub. — Cependant nous ne voulons pas dire que tous les chiffres de ces tableaux aient une valeur absolument sûre Mais nous croyons qu'ils ont au moins une valeur relative et qu'ils constituent dans leur ensemble une contribution à la question concernant l'état physique des élèves, ainsi qu'un avis aux parents et aux professeurs. Il faut ajouter qu'on s'est mis en garde contre toutes les éventualités pouvant influer sur le résultat; ainsi aucune élève souffrant de quelque maladie accidentelle, comme catarrhe etc., n'entre dans les calculs.

Ici la question se présente : de quoi dépendent ces circonstances abnormes? — Il faut remarquer que plusieurs maladies causent un abaissement de la capacité respiratoire, comme : les maladies des poumons en général, l'asthme nerveux, la paralysie des muscles respirateurs, la déviation de l'épine du dos, etc. Il est vrai que quelques cas se sont présentés où on a trouvé la cause de cet abaissement dans des maladies chroniques ou aiguës, mais dans la plupart des cas ce n'est que la faiblesse génerale du corps et le relâchement qui en ont été la cause. Dans de pareilles circonstances on pourrait a priori s'attendre à une amélioration par la gymnastique, et nous allons voir s'il en est ainsi en réalité. La série d'observations qui suit embrasse un moindre nombre de personnes que les précédentes, parce que nous n'avons voulu faire ces observations que sur des jeunes filles qui avaient poursuivi la gymnastique pendant un temps assez long. Il s'est montré qu'il n'y en avait que 27 qui avaient fait de la gymnastique trois semestres de suite. Quoique dans ce nombre il ne se trouve que 14 filles bien portantes et que les autres souffrent de chlorose ou sont affectées de déviations de l'épine du dos, le résultat des observations faites à la fin des trois semestres est le suivant.

Tableau D.

Âge.	Cap. vitale.	Cm. cub. pour 1 cm. de grandeur.
11	1,589	11,94
12	1,611	11,35
13	1,988	13,10
14	2,252	14,43

Si nous comparons ce tableau avec le tableau B ci-dessus présenté, nous trouvons que la cap. vitale chez les différentes classes d'âge a augmenté, quoiqu'elle n'ait pas encore atteint la moyenne pour les jeunes filles en bonne santé, (voyez tabl. A.) — En juxtaposant les chiffres des tabl. A, B et D, exprimant la cap. vitale en cm. cub. pour 1 cm. de grandeur du corps, nous aurons le tableau suivant, qui indique cette capacité chez les jeunes filles en bonne santé, ainsi que chez les écolières en général c. à. d. prises sans choix spécial, avant que celles-ci aient profité de la gymnastique ou après qu'elles l'ont fait.

Tableau E.

Âge.	Cap. vit. en cm. cub. pour 1 cm. de grandeur chez les écolières en bonne santé	les écolières sans choix	
	sans gymnastique.	sans gymnastique.	après trois semestres de gymnastique.
9 ans	11,21	11,14	—
10 „	11,38	10,76	—
11 „	12,15	10,89	11,94
12 „	12,78	11,10	11,35
13 „	13,67	12,82	13,10
14 „	14,70	13,72	14,43
15 „	15,63	14,86	—

La différence sera encore plus évidente si nous examinons ces individus à part. Il se montre alors que la cap. vit. s'accroît de semestre en semestre là où aucune circonstance abnorme n'est survenue. Le maximum de l'accroissement est de 550—680 cm. cub. Si nous nous servons de nombres proportionels pour montrer l'état avant et après 3 semestres de gymnastique, nous obtenons par ex. dans deux cas le résultat suivant où la cap. vit. avant la gymnastique est égale à 1.

11—12 ans, 1 : 1,47 (1 : 1,10)
12—13 „ 1 : 1,54 (1 : 1,11)

De l'autre côté, il faut avouer qu'on n'a pas obtenu un résultat si favorable dans plusieurs cas, mais qu'il s'exprime chez deux individus par les nombres proportionels suivants :

$$11\text{—}12 \text{ ans} \begin{Bmatrix} 1 : 1{,}06 \\ 1 : 1{,}07 \end{Bmatrix} 1 : 1{,}10)$$

et qu'enfin deux cas se sont présentés, où, malgré l'emploi de la gymnastique, la proportion a baissé :

11—12 ans, 1 : 0,89 (1 : 1,10)
13—14 „ 1 : 0,93 (1 : 1,07).

Ici il faut naturellement aussi considérer le surcroît dans la cap. vit. qui dépend de l'augmentation de grandeur avec l'avancement en âge et qui est exprimé par les nombres qui se trouvent entre parenthèses, obtenus par comparaison des moyennes du Tabl. A. Nous trouvons donc que l'augmentation de la cap. vit. sous l'influence de la gymnastique est dans certains cas considérablement plus grande que celle qui dépend de l'augmentation de grandeur et d'âge. La cause des résultats inférieurs des quatre cas ci-dessus mentionnés se trouva dans les trois premiers dépendre d'une chlorose qui s'était peu à peu développée, tandis que dans le quatrième on n'a pu indiquer avec sûreté la cause de la diminution abnorme, quoique nous croyions qu'il faut aussi dans ce cas la chercher dans des dérangements maladifs.

Cependant nous en sommes venus au chapitre de la chlorose, qui n'est pas une maladie des moins considérables et des moins dignes de prendre à cœur. Nous ne pensons naturellement pas entreprendre ici une analyse spéciale de cette maladie; nous nous bornerons à rendre compte des résultats auxquels nous sommes venus par l'examen de sa fréquence chez la jeunesse féminine des écoles. De 105 filles examinées et soigneusement observées sous ce rapport, de l'âge de 9—16 ans, il y avait 32, ainsi 30 %, qui se trouvaient en souffrir. L'expérience a démontré que les « sons anémiques accessoires » n'ont point d'importance pour la diagnose de cette maladie, ce que nous allons aussi montrer par la suite; ils sont parfois observés chez des jeunes filles bien portantes tantôt de l'un côté tantôt de l'autre, quelquefois des deux côtés, tandis qu'ils manquent souvent dans une chlorose déjà très avancée. C'est pourquoi nous avons fait notre diagnose exclusivement sur d'autres symptômes objectifs et subjectifs. Si nous examinons la fréquence de la chlorose dans les différentes classes d'âge, nous trouvons :

Tableau F.,

montrant la fréquence de la chlorose en proportion pour cent dans les classes d'âge de 9—16 ans.

Âge.	Nombre des examinées.	Nombre des chlorotiques.	%.
9	4	0	00
10	7	2	29
11	17	5	29
12	21	8	38
13	21	7	33
14	15	5	33
15	12	3	25
16	8	2	25
	105	32	

Ce fait, à peu près une enfant chlorotique sur trois, est au dernier degré inquiétant et affligeant. Où chercher la cause de cette fréquence de la maladie chez la jeunesse féminine? Pour nous, nous la trouvons principalement dans des circonstances abnormes dans l'école comme dans l'éducation physique en général.

La multitude des matières étudiées à l'école, dont on se plaint si souvent, et le travail exagéré du cerveau qui en suit, la vie sédentaire pendant la plus grande partie de la journée, l'inquiétude causée par les leçons, une ambition poussée trop haut qui suit l'enfant toute la journée et même pendant les heures calmes de la nuit, qui devraient être réservées à un doux sommeil et au repos, cette ambition qui l'enchaîne à la leçon, l'éveille de trop bonne heure, ne lui laisse pas le temps de prendre la nourriture nécessaire, en un mot, cette agitation continuelle pendant la période du développement physique doit naturellement empêcher la fonction normale des organes, et le résultat en est le dérangement grave de la nutrition connu sous le nom de chlorose. À ces causes ætiologiques on peut très souvent ajouter une fausse éducation dans la famille, le luxe des habits, les plaisirs occasionant de fréquentes veilles, par ex. les bals d'enfants, le manque d'air frais etc.

Il faut dès à présent réfuter une objection à laquelle nous nous attendons ici. On pourrait croire que ce triste état des choses a sa source en partie dans le manque de nourriture, quelques élèves boursières vivant très pauvrement. Nous n'avons pas jugé mal à propos de noter les professions des parents de ces 32 élèves, tant qu'il nous a été possible, et ainsi nous trouvons :

Filles de fonctionnaires civils . . .	10
„ „ prêtres	5
„ „ militaires	2
„ „ marchands	2
„ d'artisans	3
„ d'agronomes	1
„ „ de veuves pauvres . . .	4
Filles adoptées	2
L'état des parents pour nous inconnu	3
Total	32.

Quoique, rigoureusement pris, cela ne tienne pas au sujet, nous ne pouvons pas nous empêcher d'entrer dans un examen de la fréquence des « sons anémiques accessoires » dans l'âge de l'enfance, nos observations à ce sujet n'étant pas sans intérêt comme s'accordant avec des observations semblables, faites par une autre personne. Le docteur Ad. Kjellberg a fait, il y a quelques années, des observations sur un nombre de 282 garçons de 9 à 19 ans, elèves de Nya Elementarskolan de Stockholm, pour constater la fréquence et la valeur diagnostique des sons anémiques accessoires dans l'âge de la jeunesse. Le docteur Kjellberg divisait les garçons examinés en trois catégories, c'est à dire :

1:o jeunes gens d'une bonne constitution et d'un air de santé.

2:o jeunes gens d'une assez bonne constitution et d'un air d'assez bonne santé.

3:o jeunes gens d'une constitution faible et d'un air maladif.

Chez les examinés de la 1ère catégorie, au nombre de 150, les sons anémiques accessoires manquaient chez 85, c.-à.-d. 56 %, mais existaient chez 65, ainsi 44 %.

Dans la 2de catégorie il ne se trouvait de sons aném. access. chez 43, c.-à.-d. 46 %, mais ils existaient chez 50, ainsi 54 %. Le nombre des examinés = 93.

Dans la 3ième catégorie, le nombre des examinés étant de 39, les sons aném. access. manquaient chez 11, c.-à.-d. 28 %, mais se trouvaient chez 28, ainsi 72. %.

En accord avec le docteur K. nous avons divisé les filles examinées en 3 classes d'après la constitution et l'air de santé. Tout le nombre d'examinées monte à 108, d'un âge de 8 à 19 a ans. Le résultat de cet examen est renfermé dans le tableau suivant.

Tableau G.

Montrant la fréquence des sons anémiques accessoires chez des jeunes filles de l'âge de 8—19 ans.

<table>
<tr><td colspan="4">1.
De bonne constitution et d'un air de santé
Le nombre d'examinées = 31, parmi lesquelles les sons aném. access.:</td><td colspan="4">2.
D'assez bonne constitution et d'un air d'assez bonne santé
Le nombre d'examinées = 36, parmi lesquelles les sons aném. access.:</td><td colspan="4">3.
De constitution délicate et d'un air maladif
Le nombre d'examinées = 41, parmi lesquelles les sons aném. access.:</td></tr>
<tr><td rowspan="3">manquaient chez 58 %</td><td colspan="3">existaient chez 42 %</td><td rowspan="3">manquaient chez 44 %</td><td colspan="3">existaient chez 56 %</td><td rowspan="3">manquaient chez 29 %</td><td colspan="3">existaient chez 71 %</td></tr>
<tr><td colspan="3">savoir :</td><td colspan="3">savoir :</td><td colspan="3">savoir :</td></tr>
<tr><td>du côté droit chez 26 %</td><td>du côté gauche chez 6,4 %</td><td>des deux côtés chez 9,6 %</td><td>du côté droit chez 22 %</td><td>du côté gauche chez 14 %</td><td>des deux côtés chez 20 %</td><td>du côté droit chez 27 %</td><td>du côté gauche chez 17 %</td><td>des deux côtés chez 27 %</td></tr>
</table>

Si nous comparons le résultat de ces observations avec celui des observations ci-dessus citées du dr Kjellberg, nous trouvons un accord à peu près complet, et que les sons aném. acc. se rencontrent dans la même proportion chez les filles que chez les garçons. On en voit aussi le peu de valeur diagnostique qu'ont ces sons en eux-mêmes, quoiqu'ils se trouvent plus souvent chez des personnes d'une santé délicate ou mauvaise. Quant à leur origine il est très connu que les opinions en sont très différentes; mais nous ne pensons pas que ce soit ici la place d'entamer de plus près ce chapitre. Cependant pour voir si l'âge excerce une influence sur leur fréquence — opinion qui a aussi été exprimée — le son se faisant mieux entendre par les membranes plus fines et plus minces des personnes plus jeunes, nous avons examiné leur fréquence dans les différentes classes d'âge et trouvé les proportions suivantes :

Tableau H,

montrant la fréquence des sons aném. acc. chez les différentes classes d'âge de 9—16 ans.

Âge.					
9 ans	Sons	aném.	acc.	chez	80 %
10 „	„	„	„	„	82 „
11 „	„	„	„	„	52 „
12 „	„	„	„	„	71 „

Âge.							
13	ans.	Sons	aném.	acc.	chez	64	%
14	„	„	„	„	„	50	„
15	„	„	„	„	„	46	„
16	„	„	„	„	„	40	„

Un coup d'œil sur le tableau ci-dessus nous montre que la proportion pour cent est en effet plus grande dans les classes d'âge les plus jeunes et qu'ensuite, à l'exception de la classe d'âge de 11 ans, elle diminue successivement. Cette circonstance pourrait être regardée comme une preuve de l'opinion ci-dessus citée, ou du moins indiquer qu'en jugeant des sons anémiques accessoires, on ne doit pas perdre de vue ce facteur.

L'Asile Marie

est le nom d'un « jardin d'enfants » (école enfantine) fondé et soutenu par les donations faites par les bourgeois d'Helsingfors en mémoire de deux visites de la famille impériale de Russie, en 1842 et en 1866; il a été appelé ainsi du nom de l'impératrice Marie. Les fonds de l'établissement s'élevaient à 99,141 marcs (francs) 72 pennis à la fin de l'année 1886.

Voici quelques renseignements pouvant donner une idée de l'activité de l'asile. En 1886 le nombre des enfants enseignés dans l'établissement était de 76 pendant le semestre commençant en janvier et de 70 pendant le semestre commençant en septembre. Tous étaient d'un âge de 4 à 7 ans. Ils étaient retenus à l'asile 34 heures pendant chaque semaine, savoir de 9 h. du matin à 3 h. du soir tous les jours non fériés, excepté les samedis, où on les renvoyait dès 1 h. Tous les jours les enfants étaient d'abord occupés pendant trois heures à écrire, à dessiner, à faire des ouvrages à la main et à lire des récits; le reste du temps était consacré à différents jeux, sous la surveillance d'une personne âgée. Sur la demande des parents, les enfants pouvaient pourtant être dispensés de prendre part à ces jeux.

Les élèves de l'école appartiennent pour la plus grande partie à la classe ouvrière. La somme prise des fonds pour les dépenses de l'établissement était de 3,149 mcs 50 pendant l'année 1886. Une taxe mensuelle de 1 mc est payée par les enfants dont les parents en ont les moyens, pour les autres l'enseignement est gratuit. En 1886 la somme des rétributions scolaires, payées par 49 enfants, était de 208 mcs 50. Tous les jours 25 enfants dépourvus de ressources recevaient chacun un plat chaud. Des fonds de l'école la somme de 100 mcs a été affectée à chausser les enfants les plus pauvres. — A la fin de l'année scolaire, des prix, chacun de 30 mcs, ont été distribués à 6 élèves. Ces prix, donnés par la Compagnie du débit des boissons alcooliques, ont été placés à intérêt à l'établissement d'assurances sur la vie et sur les capitaux de la ville.

La Direction de l'école se compose de sept membres, dont six sont choisis par la commune pour trois ans, tandis que le septième, qui est à la fois économe, est nommé par ceux-ci. Une institutrice, assistée par une autre dame, est chargée de la surveillance immédiate de l'école. Pour faire accroître les fonds de l'asile, dont les capitaux sont pour la plus grande partie placés dans une propriété de cette ville, la Direction avait résolu de bâtir sur ce terrain une grande maison, par la location de laquelle les intérêts des capitaux augmenteraient. Un emprunt de 130,000 mcs ayant été obtenu du gouvernement, la construction de la nouvelle maison a commencé l'automne 1885. Cette maison est maintenant achevée, et les appartements en sont à louer dès le 1 juin. Elle a coûté 150,000 mcs.

L'Ecole enfantine Sedmigradsky

est un établissement fondé par la donation d'un particulier, monsieur Sedmigradsky, professeur de dessin. Elle existe depuis l'année 1859 et comprend deux divisions : un « jardin d'enfants », pour les enfants de l'âge de 4 à 7 ans, organisé comme l'Asile Marie cidessus mentionné, et une division supérieure pour les élèves de 7 à 9 ans. — A la fin de l'année 1886 les fonds de l'école montaient à 232,130 mcs 05, placés pour la plus grande partie dans deux maisons de la ville.

En 1886 le nombre des élèves a été de 67 pendant le semestre commençant le 15 janvier et finissant le 1 juin, et de 68 pendant le semestre commençant le 1 septembre et finissant le 18 décembre; dont 37 dans la division supérieure pendant chaque semestre et le reste dans le jardin d'enfants. Les enfants étaient retenus 18 heures par semaine dans le jardin d'enfants et 26 heures dans la division supérieure. Dans le jardin d'enfants ils étaient occupés à écrire, à dessiner, à faire des ouvrages à la main, à chanter et à faire de la gymnastique et des jeux. L'institutrice leur lisait aussi des récits d'un continu religieux ou moral, ou bien causait avec eux pour éveiller leur intelligence. — Dans la division supérieure on donnait aux élèves des leçons de religion, de lecture, d'écriture, de calcul de tête, d'orthographe, d'histoire naturelle, de dessin, de chant, de gymnastique et de travail manuel. — L'école a coûté aux fonds 7384 mcs 74 pendant l'année 1886. Les rétributions scolaires, de 1 mc par mois et par élève, se sont élevées à 230 mcs pour toute l'année.

Des élèves sortant de la division supérieure avec certificat d'études le 1 juin 1886, 6 ont reçu des prix, chacun de 30 mcs, qui ont été placés à intérêt dans l'établissement d'assurances sur la vie et sur les capitaux de la ville, pour être touchés quand les enfants auraient 25 ans. — Tous les jours de l'année 25 élèves pauvres ont reçu chacun un plat chaud. — La somme de 100 mcs a été allouée des fonds de l'école pour l'achat de chaussures aux enfants les plus pauvres.

La Direction de l'établissement est la même que celle de l'Asile Marie; la surveillance immédiate en est confiée à une institutrice principale et à deux institutrices auxiliaires.

L'Asile d'enfants rue Hafsgatan 14

est une fondation de charité due à l'initiative de mademoiselle E. Åhman et établie le 1 juin 1883 dans une petite maison, comprenant trois chambres et une cuisine. Sans ressources économiques, l'institutrice l'a fondé exclusivement sur sa foi inébranlable au secours de la charité dans son entreprise légitime.

Dans l'établissement sont recueillis des enfants de tous les âges, par préférence des enfants dont l'éducation physique et morale est tout à fait négligée, comme quand la mère est morte, ou le père ivrogne, ou les parents vicieux, ou enfin que la mère se trouve dans une telle gêne qu'elle ne peut nourrir son enfant. Dans certains cas les mères de tout petits enfants sont recueillies avec leurs enfants; ce sont des mères que l'on croit devoir surveiller pour les empêcher de retomber dans les crimes ou dans les vices. Pendant qu'elles restent dans l'asile, elles doivent soigner leurs propres enfants et aider les bonnes de l'asile à soigner d'autres enfants. Les enfants sont élevés dans la crainte de Dieu et dans la foi en lui, de manière à être de simples ouvriers et ouvrières; ils restent à l'établissement jusqu'à ce qu'ils aient atteint le degré de développement qu'il leur faut pour être placés chez des patrons hors de l'établissement. Les enfants recueillis à l'asile qui se trouvent dans l'âge de pouvoir aller à l'école, suivent l'enseignement des écoles primaires de la ville.

La première année il y avait dans l'asile 12 enfants, les années suivantes un nombre encore plus grand. En 1886 il fut installé dans une maison plus large que la première, se composant de 6 chambres, d'une cuisine et d'une buanderie, ce qui a permis à un plus grand nombre d'enfants d'y être recueillis. A présent le nombre en est de 35, nombre le plus élevé qui ait été atteint jusqu'ici. — Pendant les 4 années que l'établissement a existé, 63 enfants en tout y ont été soignés et élevés. Des 35 enfants qui se trouvent à présent dans l'asile, 24 vont à l'école primaire; les autres ne sont pas encore assez âgés pour aller à l'école. Dans l'asile les enfants sont habitués au bon ordre et au travail; autant que leur âge le leur permet, ils prêtent la main à faire les chambres et à soigner et garder les petits enfants; on leur apprend aussi de faire des ouvrages à la main et les occupe de différentes manières. L'asile est dirigé par une institutrice, assistée par une bonne d'enfants.

Les dépenses, qui presque exclusivement sont payées par des dons volontaires, ne peuvent être spécifiées, l'asile ayant le ménage en commun avec un autre établissement fondé par la même personne, « l'Asile pour les femmes tombées ». A présent la subvention régulière reçue de la commune et de personnes privées et de 104 mcs par mois, pour 14 enfants recueillis.

La Donation pour les mères sans protection

est due au directeur de la Clinique d'accouchement d'ici, M. le professeur J. Pippingsköld, qui, par un acte de donation daté du 29 septembre 1886, a remis à l'administration municipale de la ville la somme de 20,000 marcs finlandais (= francs). Le but de cette donation est de venir en aide à des jeunes femmes sans expérience qui ont accouché d'un enfant à la Maison d'accouchement, mais qui sans ce secours se verraient peu après obligées de priver l'enfant de sa nourriture naturelle. Car ce n'est qu'en entrant dans un service d'une espèce ou d'autre qu'elles pourraient gagner leur subsistance et de quoi payer ceux qui se chargeraient de la garde de leurs petits. Un grand nombre de ceux-ci succombant de bonne heure à défaut du lait et des soins maternels, les secours ont pour but de mettre la mère en état de nourrir et de soigner elle-même son enfant pendant les premiers mois de sa vie.

Les intérêts du capital, à 5 %, sont distribués annuellement en des sommes de 25 mcs pour le premier mois et de 20 mcs pour chacun des deux suivants.

Le donateur a fixé les conditions suivantes, à être observées en accordant les secours :

» Jusqu'à nouvel ordre, les secours ne pourront être donnés qu'à des femmes accouchées à la Maison d'accouchement.

» Les secours ne sont accordés que pour trois mois, et seulement aux mères d'une bonne constitution dont les enfants sont aussi de bonne constitution.

» Pendant tout le temps que sont donnés les secours, la mère doit exclusivement allaiter son enfant.

» Si l'enfant n'est pas bien soigné ou qu'il ne se tienne pas en bonne santé, les secours ne seront plus accordés à la mère.

» Le directeur de la Clinique d'accouchement, ou une autre personne qui en a été chargée par celui-ci, décidera si la mère en question ainsi que son enfant est de bonne constitution et si l'enfant se développe bien; l'une des deux premières sages-femmes pourra donner son avis à cet égard ou même proposer les femmes qui méritent de recevoir les secours.

» Les mères d'une santé faible et délicate, comme les enfants malades, sont en premier lieu à la charge des hôpitaux et de l'Assistance publique.

» Plus tard, les fonds s'étant accrus par des donations de personnes bienfaisantes, les mères d'une sante faible ou dont les enfants sont faibles, pourront pourtant aussi être subventionnées des fonds de la donation.

» Les primipares sans protection doivent en général être les premières à recevoir les secours.

» L'arrangement le plus convenable sera peut-être que la plus grande partie des intérêts soit distribuée sous forme de 12 ou 13 secours mensuels par an et que le reste des intérêts disponibles soit accordé comme encouragement à des mères sans protection qui peuvent présenter des enfants bien portants, robustes et bien soignés allaités par elles-mêmes, de l'âge de 10 à 12 mois. »

» On obtiendrait peut-être le meilleur résultat », dit le donateur, » si une société de dames charitables se chargeait de ces malheureuses, en leur distribuant, entre autres, ces secours et en contrôlant que la mère continue à être digne du secours lui offert. »

Une telle société s'est aussi formée, et les secours sont distribués depuis le commencement de cette année. — Les fonds sont par intérim sous la même administration que d'autres fonds dont on a fait donation à la Commune.

L'Ecole d'enfants établie par les étudiants en théologie.

Dans plusieurs réunions pendant les années 1877 et 1878 la question avait été soulevée entre les étudiants de la Faculté de Théologie s'il était possible d'établir et d'entretenir une école pour les enfants demeurant dans une maison très mal renommée à Helsingfors. — Dans le numéro du 9 avril 1878 d'un journal hebdomadaire des étudiants on lit les mots suivants. » Cette maison, qui a une population comparable, quant au nombre, à celle d'une petite ville, est depuis dix ans un refuge pour le vice et le crime, dans leur forme la plus hideuse. Il est extrêmement difficile de sauver le criminel impénitent et de le ramener dans une meilleure voie, mais les *enfants* qui ne font encore que les premiers pas dans la route du crime, les enfants pourraient encore être sauvés au moyen d'une bonne école *à leur domicile* ». — C'était le premier motif mis en avant par un jeune théologien, M. Elis Bergroth, qui à présent travaille avec succès en qualité de prédicateur dans la capitale de la Finlande, comme missionnaire dans la Marine marchande et comme ami zélé de la tempérance. Le jeune théologien voulut montrer à ses collègues encore un côté de la question. Dans un numéro antérieur du susdit journal on lit une pensée de lui exprimée ainsi : « Le prêtre — et nous voulons tous devenir prêtres, n'est-ce pas vrai? — est le précepteur de la paroisse, mais pour être un bon précepteur, il lui faut un long exercice, pour former son talent pédagogique. C'est l'école qui lui serait pour cela le terrain le plus convenable ». Il dit cela par sa propre expérience, car il avait observé aux catéchismes à cet égard qu'il lui manquait beaucoup ainsi qu'aux autres jeunes théologiens.

Une liste fut exposée à une séance de théologiens, et 12 jeunes gens s'inscrivirent volontairement comme disposés à donner gratuitement quelques leçons par semaine. Mais cette entreprise avait quelques autres obstacles à surmonter. D'où prendre les ressources pour louer un logement dans la maison du propriétaire M. Antipoff, pour acheter le mobilier et les fournitures nécessaires? On présenta d'abord, au mois de décembre 1877, une pétition sur ce sujet au Conseil municipal d'Helsingfors, mais on en essuya un refus, à la suggestion de la Direction des écoles primaires et du Conseil supérieur des écoles.

Cependant les jeunes gens n'abandonnèrent pas leur projet, si bien qu'il fut enfin réalisé, et au commencement de l'année 1879 une école fut établie. Nous lisons encore dans le même journal, du 30 janvier 1879, ce qui suit : « Il est vrai que les membres de la Faculté de Théologie se sont chargés d'une tâche qui demande de beaucoup forces et beaucoup de temps ». — — — » Ce n'est point une école comme les autres, formées sur un modèle normal, où l'on exige une certaine quantité de connaissances et où les élèves doivent subir un examen. Non, les élèves de notre école subiront leurs examens dans *la vie,* et ils le feront *bien*, s'ils apprennent à fixer l'œil au-delà de cette vie, et s'ils se souviennent toujours de Notre Seigneur qui voit et sait tout et à qui ils rendront compte un jour. «

Le plan d'enseignement comprenait au commencement les matières suivantes : la religion, la langue maternelle, le calcul, la calligraphie, le chant et les ouvrages manuels. On donnait journellement 3 leçons, tous les deux jours en finnois, et les autres trois jours de la semaine en suédois. — En même temps on proposa aussi comme une chose d'une grande importance que les instituteurs de l'école fissent de temps en temps, sous quelque prétexte, visite aux parents de leurs élèves, car « un bon propos dit à temps et à sa place fait souvent une plus grande impression que les mesures les plus rigoureuses de la police. «

Ainsi nos jeunes prêtres voulurent absolument étendre leur activité jusqu'aux personnes d'âge mûr. On conçut alors l'idée d'introduire dans la salle de l'école le service divin, tous les dimanches dans la matinée et dans l'après-midi, alternativement en finnois et en suédois. Cet arrangement inspira de la confiance dans l'école.

Quelques dames de la société de notre ville se sont aussi vouées à cette école. Elles y apprennent à coudre etc., de sorte que les classes de cette école sont maintenant fréquentées, du matin jusqu'à au soir, par des personnes de tous les degrés d'éducation et d'instruction. On y a aussi introduit l'enseignement des métiers de cordonnier et de tailleur. Pour ce but l'on a engagé les maîtres artisans les plus habiles. Le produit matériel de toutes ces espèces d'instruction est apprécié, à sa juste valeur, des grands comme des petits aux fêtes de Noël, où les objets confectionnés par les élèves sont distribués gratis aux plus appliqués.

L'expérience de quelques années nous a pourtant appris que la discipline et l'instruction demandent beaucoup de temps et un gouvernement plus positif que ne le peuvent mettre en pratique les jeunes gens, souvent inexpérimentés en fait de pédagogie. Dans ce but on se décida à attacher à cette école un maître à appointement. Il est tenu de se vouer entièrement à sa tâche. Une Direction de cinq membres fut en même temps formée. Elle se chargea de procurer les moyens nécessaires pour le traitement du maître, et elle réussit aussi à les obtenir de la Caisse d'épargne par des pétitions et des comptes-rendus faits annuellement. L'école a été en activité aussi l'année dernière 1886—1887 sur le même plan et avec le même but, qui est de répandre de la lumière, autant qu'il est possible, parmi les misérables de la maison de M. Antipoff.

Helsingfors, le 15 juin 1887.

Fanny Palmén.

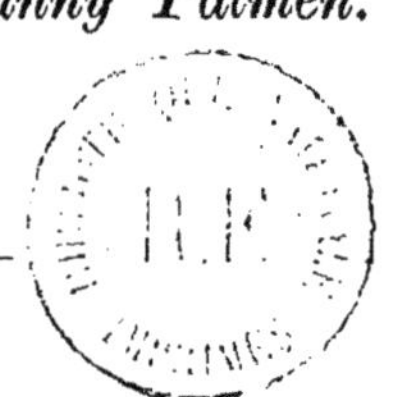

Objets exposés.

La ville d'Helsingfors, photographies.

6 plans de la ville d'Helsingfors.

Façade et plan de l'Etablissement médico-mécanique du Prof. Asp à Helsingfors. 4 photographies.

www.ingramcontent.com/pod-product-compliance
Ingram Content Group UK Ltd.
Pitfield, Milton Keynes, MK11 3LW, UK
UKHW020415230726
13925UKWH00004B/1437